Anas Ahmed Shamala

Factores de risco para doenças periodontais no Iémen

Anas Ahmed Shamala

Factores de risco para doenças periodontais no lémen

Entre os doentes diabéticos de tipo II

ScienciaScripts

Imprint

Any brand names and product names mentioned in this book are subject to trademark, brand or patent protection and are trademarks or registered trademarks of their respective holders. The use of brand names, product names, common names, trade names, product descriptions etc. even without a particular marking in this work is in no way to be construed to mean that such names may be regarded as unrestricted in respect of trademark and brand protection legislation and could thus be used by anyone.

Cover image: www.ingimage.com

This book is a translation from the original published under ISBN 978-620-2-02495-2.

Publisher:
Sciencia Scripts
is a trademark of
Dodo Books Indian Ocean Ltd. and OmniScriptum S.R.L publishing group

120 High Road, East Finchley, London, N2 9ED, United Kingdom
Str. Armeneasca 28/1, office 1, Chisinau MD-2012, Republic of Moldova, Europe
Printed at: see last page
ISBN: 978-620-7-74699-6

Autores:
Anas Ahmed Shamala
Manal Mohammed Al-Hajri

Reconhecimento

Antes de mais, gostaria de expressar a minha profunda gratidão à minha supervisora, a professora assistente Dra. Manal Al-Hajri, pela sua fé, apoio, orientação e paciência. Gostaria de exprimir a minha sincera gratidão ao Professor Associado Dr. Khaled Al-Jawfi, Reitor da Faculdade, ao Dr. Ali Almuanen, Diretor do Departamento de Ciências Biológicas e Preventivas, e ao Dr. Abdulwahab Al-Dilami, responsável pela Unidade de Estudos de Pós-Graduação e Investigação Científica, pela sua orientação, pelo seu encorajamento contínuo, pelo seu apoio infinito e pelo seu valioso impacto, não só a nível profissional, mas também a nível pessoal, sendo simultaneamente professores e amigos íntimos.

Quero expressar a minha gratidão ao pessoal da Faculdade de Medicina Dentária da Universidade de Ciência e Tecnologia, ao pessoal do departamento de endocrinologia do hospital da Universidade de Ciência e Tecnologia e ao centro de diabéticos do hospital Al-Thawrah, pela sua ajuda e apoio nos seus laboratórios e clínicas.

Além disso, gostaria de agradecer aos meus amigos do programa de mestrado Mohammed, Ahlam e Amani.

Dedicação

Este trabalho de tese é dedicado a

A minha mãe Muzna'a Shamala

O meu pai Ahmed Shamala

O meu avô Shaif Shamala

O meu pai Al-Sheikh Ahmed Shamala

A minha alma gémea Asma'a Shamala

Os meus queridos filhos Malek, Bashaer e Nihal

O meu irmãoYaser Shamala

Resumo

Antecedentes: As doenças periodontais crónicas são uma das complicações da diabetes mellitus. O presente estudo tem por objetivo comparar o estado periodontal dos doentes diabéticos de tipo II com o do grupo de controlo e avaliar o papel dos factores de risco em ambos os grupos.

Sujeitos e métodos: Foi realizado um estudo caso-controlo com 270 indivíduos (132 diabéticos tipo II e 138 não diabéticos). Foi efectuado um exame periodontal de boca inteira, incluindo índice de placa, hemorragia gengival, recessão gengival, perda de inserção clínica, mobilidade dentária, envolvimento da furca e número de dentes perdidos. O grupo de casos foi subdividido em função da hemoglobina glicosilada (HbA1c) (HbA1c mal controlada > 8 e HbA1c bem controlada ≤8), bem como da duração da diabetes mellitus de curta ou longa duração (DM ≤10 ou >10). O grupo de diabéticos foi subdividido de acordo com (fumador/não fumador) e (mastigadores/não mastigadores de Khat).

Resultados: A gravidade da doença periodontal entre os pacientes diabéticos tipo II foi significativamente maior em comparação com o grupo de controlo no que diz respeito ao índice de placa 2,6 (1,64,3), hemorragia à sondagem 3,5 (2.3-13.0), recessão gengival 2.0 (1.2-3.4), envolvimento de furca4.0 (2.3-6.7), perda de inserção clínica5.7 (3.1-10.5), mobilidade dentária 2.0 (1.23.4), e número de dentes em falta 4.4 (2.3-8.5). Para além disso, a DM tipo II mal controlada e de longa duração tem maior NIC e número de dentes em falta do que a DM bem controlada e de curta duração. Após o ajuste dos factores de confusão, os dados revelaram mais significativamente (< 0,001) a perda de inserção clínica e o número de dentes perdidos 5,6 (3,010,4) e 4,0 (2,0-8,1) nos grupos diabéticos em comparação com os não diabéticos. Não há diferenças significativas entre fumadores/não fumadores e mastigadores/não mastigadores de Khat no grupo de diabéticos.

Conclusão: Os doentes diabéticos do tipo II apresentam uma destruição periodontal grave e perda de dentes em comparação com os grupos não diabéticos. Para além disso, as doenças periodontais entre os doentes mal controlados e com uma longa duração de diabetes mellitus são mais graves e destrutivas em comparação com os outros grupos subdivididos. Por outro lado, não se registaram quaisquer diferenças no grupo de diabéticos relativamente aos hábitos de fumar e de mastigar Khat.

Palavras-chave: Doença periodontal, diabetes mellitus, tipo 2, tabagismo, Catha, Iémen.

Índice

Capítulo 1:
Introdução

1.1 Introdução

A diabetes mellitus é uma doença metabólica crónica que se caracteriza por um aumento do nível de glicemia (hiperglicemia) devido a um defeito da secreção de insulina e/ou da função da insulina, o que leva a um comprometimento do metabolismo da glicose, dos lípidos e das proteínas. Fisiopatologicamente, a hiperglicemia é classificada em quatro tipos: (DM1) DM tipo 1, doença autoimune que leva à destruição das células β e à deficiência óbvia de insulina; (DM2) DM tipo II, ligada à progressão da resistência à insulina *(Association, 2016; Jindal, Parihar, Sood, Singh, & Singh, 2015; Pranckeviciene, Siudikiene, Ostrauskas, & Machiulskiene, 2014)*, diabetes mellitus gestacional (GDM) da gravidez no segundo e terceiro semestre, e tipos específicos ligados a outras condições médicas como fibrose cística do pâncreas, síndromes de diabetes monogénica, e diabetes induzida por drogas ou produtos químicos, tais como medicamentos glucocorticóides, respetivamente (Association, 2016).Reconhece-se que a DM ocorre numa vasta área do mundo e afecta uma elevada proporção de pessoas para se tornar mais uma pandemia (Trivedi et al., 2014). A prevalência da diabetes mellitus aumentou de 4,7% para 8,5 na população. Em 2014, 422 milhões de pacientes diabéticos em todo o mundo, em comparação com 108 milhões em 1980. Além disso, a prevalência tem vindo a aumentar nos países baixos e médios (Organização, 2016). No Iémen, um estudo publicado concluiu que a prevalência de diabetes mellitus era de quase 4,6%, mais de 80% dos quais tinham mais de 40 anos de idade. Além disso, foi referido que 2,2% apresentavam uma diminuição da glicose em jejum e 2% (IGT) uma diminuição da tolerância à glicose (Al-Habori, Al-Mamari, & Al-Meeri, 2004).

De acordo com a American Diabetes Association (ADA), o diagnóstico de DM é baseado no nível de glicose plasmática, incluindo glicose plasmática em jejum (FPG) $\geq$ 126 mg / d (7,0 mmol / L) sem ingestão calórica por 8 horas, a glicose plasmática de 2 horas (2-h PG) pós-prandial valor $\geq$ 200 mg / dl (11.1 mmol/L) que a OMS descreve após um teste oral de tolerância à glicose (TOTG) de 75 g anidro, glicemia aleatória $\geq$ 200 mg/dl (11,1 mmol/L) nos sintomas clássicos de doentes hiperglicémicos, ou a hemoglobina glicosiladaA1C$\geq$ 6,5% (48 mmol/mol) que deve ser feita em laboratório.(Association, 2016; Deshmukh, Basnaker, Kulkarni, & Katti, 2011).

A associação americana de endocrinologistas clínicos considerou que o nível de HbA1c de 6,5% é o controle glicêmico ideal no paciente diabético.(Sánchez-Domínguez et al., 2015)A hemoglobina glicada é um produto primário da glicação (HbA1c), amplamente utilizado para medir o controle glicêmico e fazer o plano de tratamento do DM. Muitos estudos relatam que as complicações macro-microvasculares em pacientes diabéticos estão relacionadas com a elevação da HbA1c (Engebretson & Hey-Hadavi, 2011; Selvin et al., 2004)Existem muitas complicações crónicas relacionadas com a hiperglicemia como a aterosclerose, complicações micro e macro vasculares, lesões nervosas, aumento da mortalidade e morbilidade,(Kim et al, 2013;Pranckeviciene et al., 2014) nefropatia e retinopatia,(Jindal et al., 2015; Trivedi et al., 2014) Morte prematura.(Beltr0m, Grauballe, Holm, Flyvbjerg, & Holmstrup, 2016). As doenças periodontais têm sido reconhecidas como a sexta complicação do DM (Jindal et al., 2015; Loe, 1993; Trivedi et al, 2014). O distúrbio hiperglicémico tem achados orais nos estados de saúde oral, como periodontite e gengivite, infeção fúngica recorrente, cicatrização prejudicada da ferida, (Kapur, 2016; Sakalauskiene et al., 2014) boca seca (xerostomia), cárie dentária e quelite, um nível elevado de glicose na saliva (Kim et al, 2013) uma tendência para o aumento gengival, formação de abcessos, pólipos pedunculados ou sésseis ou proliferações polipóides do tecido gengival, ardor na boca e na língua, (Newman, Takei, Klokkevold, & Carranza, 2011) com uma maior predominância de estreptococos hemolíticos, estafilococos e Candida albicans (Kapur, 2016; Newman et al., 2011). É provável que a retina, o glomérulo e o periodonto sejam órgãos ricamente vascularizados; assim, a DM explica o mecanismo de complicação micro e macrovascular. Por outro lado, o periodonto, ao contrário de outros órgãos ou tecidos, é afetado pelo biofilme bacteriano que ataca constantemente o periodonto (Stanko & Izakovicova Holla, 2014).

1.2 O problema de investigação

Estimar a associação entre doenças periodontais e a sua gravidade em pacientes iemenitas diabéticos de tipo II em comparação com pacientes não diabéticos, e avaliar os factores de risco.

1.3 A justificação do estudo

A inter-relação entre a condição diabética e as doenças periodontais tem sido estudada para avaliar a profundidade e o mecanismo desta relação. No Iémen, até à data, não existem dados publicados que estimem a prevalência e o fator de risco das doenças periodontais em pessoas diabéticas. Clinicamente, este estudo será o primeiro no Iémen a estudar o efeito da hiperglicemia e do controlo glicémico no estado de saúde periodontal em doentes diabéticos tipo II iemenitas.

Os resultados deste estudo contribuirão para dar uma visão geral da atenção ao efeito das condições sistémicas e da sua influência na saúde periodontal, sendo também uma extensão do conhecimento que proporciona um bom cuidado da saúde oral e geral.

1.4 Os objectivos do estudo

1.4.1 Objetivo principal

Avaliar a associação entre as doenças periodontais e a sua gravidade em pacientes iemenitas com diabetes tipo II em comparação com pacientes não diabéticos, e avaliar os factores de risco.

1.4.2 Objectivos específicos

a)   Avaliar a associação entre doenças periodontais de pacientes iemenitas com diabetes tipo II e pacientes não diabéticos.

b)   Identificar a associação entre a perda de ligação clínica CAL e os factores sociodemográficos entre os pacientes iemenitas diabéticos tipo II e não diabéticos.

c)   Estudar a associação entre os parâmetros periodontais e os factores relacionados com a diabetes (HbA1c) entre os doentes diabéticos iemenitas do tipo II.

d)   Identificar a associação entre recessão gengival e factores sociodemográficos entre pacientes iemenitas diabéticos tipo II e não diabéticos.

e)   Identificar a associação entre o envolvimento da furca e factores sociodemográficos entre pacientes iemenitas diabéticos tipo II e não diabéticos.

f)   Avaliar a associação entre a mobilidade dentária e factores sociodemográficos entre pacientes iemenitas diabéticos tipo II e não diabéticos.

g)   Avaliar a associação entre o número de dentes em falta e factores sócio-demográficos entre pacientes iemenitas diabéticos tipo II e não diabéticos.

h) Avaliar a associação entre os tipos de gravidade das doenças periodontais e os factores sociodemográficos entre pacientes iemenitas diabéticos do tipo II e não diabéticos.

1.5 Hipótese

a) As doenças periodontais nos doentes diabéticos iemenitas do tipo II são mais graves do que nos não diabéticos.

b) A diabetes mellitus é um fator de risco independente da periodontite.

c) A mastigação de khat é o principal fator de risco associado à periodontite nos iemenitas.

d) O tabagismo é um fator de risco associado à periodontite nos iemenitas.

1.6 As questões de investigação

A diabetes mellitus é considerada um fator de risco independente da periodontite? Quais são os tipos de gravidade da periodontite entre os pacientes diabéticos iemenitas do tipo II? Qual é a gravidade da periodontite de acordo com o tipo de controlo glicémico? Quais são os factores sócio-demográficos associados aos parâmetros periodontais nos pacientes diabéticos iemenitas de tipo II em comparação com os não diabéticos?

Capítulo 2:
Revisão da literatura

As doenças periodontais são doenças inflamatórias que afectam os tecidos de suporte dos dentes, causando a destruição do osso alveolar e dos ligamentos periodontais, com formação de bolsas e recessão gengival, levando à perda de inserção clínica (Almeida Abdo et al., 2013; Jindal et al., 2015; Loe, 1993; Newman et al., 2011; Trivedi et al., 2014) por microrganismos específicos ou de grupos específicos (Almeida Abdo et al., 2013; Newman et al., 2011). A prevalência das doenças periodontais afecta 50% da população, aumentando com a idade (Chapple & Genco, 2013; Chapple et al., 2015; Petersen & Ogawa, 2012). As doenças periodontais têm várias formas, como a gengivite, que é reversível com cuidados orais e motivação e específica da gengiva, e a periodontite, que se caracteriza pela perda de inserção clínica, envolvimento do osso alveolar e destruição do tecido periodontal (Irani, Wassall, & Preshaw, 2015; Kim et al., 2013; Loe, 1993; Pranckeviciene et al., 2014; Zhou, Zhang, Liu, Zhang, & Li, 2015).

A média de periodontite grave é de 10-15% para ser um fator de risco para a perda de dentes (Chapple & Genco, 2013; Slade, Akinkugbe, & Sanders, 2014), enquanto a prevalência de periodontite crónica moderada é de 40-60% da população adulta (Eke, Dye, Wei, Thornton-Evans, & Genco, 2012).É relatado que a prevalência de doenças periodontais variou de 0,0% a 54,6% entre a população árabe (Abdullah G Amran, Alhajj, & Amran, 2016). No Iémen, um estudo realizado por Amran, A. G et al. revelou que 71,2% tinham CAL superior a 1 mm (Abdullah G Amran et al., 2016). Outro estudo relatou que 60,5% das populações tinham recessões gengivais (Abdullah Gh

Amran & Ataa, 2011).

Clinicamente, a recessão gengival é um deslocamento apical do tecido gengival que causa a exposição da superfície radicular. Para determinar a gravidade da recessão gengival, é necessário compreender a posição real da gengiva, que é o nível da ligação epitelial na estrutura do dente coronalmente, e não a posição aparente que é o bordo marginal do tecido gengival (Lang & Lindhe, 2015; Newman et al., 2011; Reddy, 2008).

A recessão gengival tem uma prevalência elevada de 100% nas pessoas após os 50 anos, enquanto nas crianças é de 8% com a idade. Além disso, pode ser localizada, afectando um dente ou um número de dentes, ou generalizada, afectando toda a boca.

Muitos factores etiológicos da recessão gengival incluem inflamação gengival, lesão devido a uma técnica incorrecta ou cerdas duras na escovagem dos dentes, mau posicionamento dentário, ablação gengival, fricção dos tecidos moles, fixação severa do frénulo (Newman et al, 2011; Reddy, 2008) aumentam com a idade, mastigação habitual de Khat (Al-Hajri M, 2013; Al-Sharabi, Shuga-Aldin, Ghandour, & Al-Hebshi, 2013; Abdullah Gh Amran & Ataa, 2011; Sadeq-Ali & AlAkhali, 2017) e tabagismo (Al-Bayaty, Wahid, & Bulgiba, 2008; Genco & Borgnakke, 2013; Nociti, Casati, & Duarte, 2015).

A furca nos dentes multirradiculares tem uma estrutura anatómica única. Inclui sulcos, projeção do esmalte e cristas (Nibali et al., 2017). O envolvimento da furca é a extensão da doença periodontal para as regiões de bi/trifurcação dos dentes multirradiculares (Newman, Takei, Klokkevold, & Carranza, 2015). A perda de suporte em torno da furca é angular ou horizontal (Newman et al., 2015). A periodontite pode levar ao envolvimento da furca com dificuldades na manutenção da higiene oral. Recentemente, Nibali et al. verificaram que o envolvimento da furca em pacientes submetidos a tratamento periodontal aumenta o risco de perda dentária (Nibali et al., 2017). Além disso, o nível de envolvimento da furca aumenta com a idade (Newman et al., 2015). É relatado que a prevalência de envolvimento de furca é de 30-50% em pacientes com doenças periodontais e 13,7% da população dos EUA (Nibali et al., 2016). As evidências indicam que os dentes sem envolvimento de furca e os dentes isolados têm um bom prognóstico em comparação com os dentes com envolvimento de furca (Nibali et al., 2016).

A bolsa periodontal é um sulco patologicamente aprofundado do tecido gengival, que é considerado uma das características clínicas mais importantes da periodontite. A bolsa periodontal tem muitos sinais clínicos, incluindo gengiva marginal espessada, vermelho azulado, supuração e sangramento da gengiva, dor profunda, diastema e mobilidade dentária. O aprofundamento da bolsa periodontal pode envolver uma, duas ou mais superfícies dentárias em vários padrões (Lang & Lindhe, 2015; Newman et al., 2011).

A bolsa patológica pode ocorrer como movimento da margem gengival, deslocamento da inserção gengival apicalmente, ou uma combinação de ambos. Existem três tipos: Bolsa gengival: aumento da gengiva sem destruição dos tecidos periodontais de suporte, enquanto a bolsa periodontal é a destruição dos tecidos periodontais subjacentes que resulta em perda de inserção e mobilidade dos dentes (Newman et al., 2011; Reddy, 2008).

A bolsa periodontal divide-se em dois tipos: supraalveolar (supraóssea ou supracrestal), em que a base da bolsa é coronal ao osso de suporte (osso alveolar), e infraalveolar (infraóssea, subcrestal, intraóssea), em que a base da bolsa é apical ao nível do osso alveolar de suporte. A mobilidade dentária é anormal ou patológica e está para além do intervalo fisiológico. É causada pela perda de suporte ósseo alveolar (perda dentária) (Lang & Lindhe, 2015; Newman et al., 2011).

Recentemente, a destruição periodontal foi avaliada através da avaliação da profundidade de sondagem e da perda de inserção nos estudos epidemiológicos. A perda de inserção clínica ou nível de inserção à sondagem (PAL) é a distância da junção cimento-esmalte ao fundo da bolsa (Lang & Lindhe, 2015) que é considerada um dos índices periodontais mais importantes que revelam o nível de tecido de suporte do dente e a gravidade da destruição (Abdullah G Amran et al., 2016).

A mobilidade dentária é anormal ou patológica e está para além do limite fisiológico. É causada pela perda de suporte ósseo alveolar (perda dentária) (Lang & Lindhe, 2015; Newman et al., 2015). A mobilidade dentária para além do nível fisiológico é um dos parâmetros que avaliam a gravidade e o prognóstico na destruição do tecido de suporte (Newman et al., 2015; Purkait, Bandyopadhyay, & Mallick, 2016). A reabsorção das células ósseas é a responsável pela perda óssea nas doenças periodontais, o que leva ao aumento da mobilidade dentária (Purkait et al., 2016).

As evidências da literatura sugerem que a mobilidade dentária ocorre devido a muitas razões, tais como Periodontite, trauma de oclusão, forma da raiz, número de raízes, relação raiz-coroa, lesão endo-perio, patologias e após cirurgia periodontal (Newman et al., 2015; Purkait et al., 2016).

Ao longo de 70 anos, foram publicados estudos sobre a avaliação da relação entre a periodontite e a diabetes mellitus (Stanko & Izakovicova Holla, 2014). Muitas literaturas apoiaram a associação direta, indireta ou inexistente entre os parâmetros clínicos periodontais e a diabetes mellitus. A associação entre a diabetes e a doença periodontal é bidirecional (Movva, Ho, Corbet, & Leung, 2014). Tanto a condição periodontal como a hiperglicemia são doenças epidémicas, crónicas e multifactoriais (Stanko & Izakovicova Holla, 2014).

Biologicamente, a condição sistémica afecta a resposta do hospedeiro ao sistema imunitário, que desempenha um papel importante na patogenicidade da periodontite como fator de risco para doenças inflamatórias periodontais (Almeida Abdo et al., 2013; Duarte et al., 2012; Mealey & Rose, 2008; Vieira Ribeiro et al., 2011). Numerosos mecanismos suportam a ligação entre a periodontite e a hiperglicemia, aumentando a suscetibilidade do paciente diabético a doenças multi-infecciosas (Taylor et al., 1996), afectando a resposta do hospedeiro a factores infecciosos, prejudicando a cicatrização de feridas e a resposta exagerada da atividade inflamatória (Holzhausen, Garcia, Pepato, & Marcantonio, 2004);

Jindal et al., 2015; Lalla, Lamster, Drury, Fu, & SCHMIDT, 2000). Tanto a resposta humoral como a celular foram alteradas pela condição de hiperglicemia (Almeida Abdo et al., 2013; Duarte et al., 2012; Vieira Ribeiro et al., 2011).

A primeira linha de resposta do hospedeiro no corpo são os neutrófilos, monócitos e macrófagos. No entanto, muitos estudos apoiaram o efeito dos PMN na manutenção da saúde dos tecidos periodontais, outros achados entre os pacientes diabéticos descobriram que existe um defeito na morte, fagocitose, quimiotaxia (Genco & Borgnakke, 2013; Preshaw et al., 2012; Shetty, Thomas, & Ramesh, 2008) e libertação elevada de espécies de óxido reativo (ROS) devido à função prejudicada dos PMN (Shetty et al., 2008). Considera-se que o aumento da destruição periodontal como resultado da libertação de enzimólise e oxigénio reativo por neutrófilos que têm apoptose defeituosa (Genco & Borgnakke, 2013) Além disso, o responsável pelo efeito quimiotático nos neutrófilos como β-glucuronidase derivada de neutrófilos e IL-8 que no paciente diabético está deprimido (Holmstrup & Flyvbjerg, 2015).

A acumulação de produtos finais de glicação avançada (AGEs) nos tecidos conduz ao stress osmótico e oxidativo. Os AGEs interagem com as células inflamatórias, especificamente com os seus receptores RAGEs (o recetor para produtos finais de glicação avançada) através dos tecidos periodontais. Este processo irá ativar e aumentar a produção de citocinas pró-inflamatórias, prostanóides e enzimas como as metaloproteinases da matriz (MMPs). Além disso, uma elevação da migração e mobilização de macrófagos na zona rica em

AGEs.(Ryan, Raja, & Sussman, 2016).

Tanto as doenças periodontais (Bickel, Axtelius, Solioz, & Attstrom, 2001; Zhou et al., 2015) como a diabetes mellitus (Preshaw et al., 2012), elevaram os níveis de citocinas pró-inflamatórias e mediadores inflamatórios como o TNF-α, IL-1b, IFN-g, que se elevaram tanto no tecido periodontal como no soro (Bickel et al., 2001; Preshaw et al., 2012; Zhou et al., 2015), 2001; Preshaw et al., 2012; Zhou et al., 2015).TNF- α encontrado elevado no fluido crevicular gengival GCF que aumenta a destruição periodontal devido à sua hiperatividade da resposta das células imunitárias (Preshaw et al., 2012).

A inflamação sistémica pode ser aumentada pelo estado crónico de inflamação periodontal que facilita a resistência à insulina, (Holmstrup & Flyvbjerg, 2015; Ryan et al., 2016) ativação de células endoteliais RAGEs que revestem os vasos sanguíneos causando hiper-permeabilidade permitindo a circulação de produtos bacterianos e mediadores inflamatórios do hospedeiro (Ryan et al., 2016) por hiperatividade dos neutrófilos (Holmstrup & Flyvbjerg, 2015) e participam nos danos das células b (Zhou et al., 2015).

Todos os mecanismos para a associação da doença periodontal com a diabetes resumem-se à diminuição da função dos leucócitos polimorfonucleares (PMNs) e da quimiotaxia, à atividade excessiva da colagenase e à diminuição da maturação e síntese do colagénio, à secreção elevada do fator de necrose tumoral-a, da interleucina-1 e da prostaglandina E-2 (PGE2) e à produção reduzida de colagénio tipo 1 pela ligação dos produtos finais da glicação avançada aos receptores dos monócitos e macrófagos (Holzhausen et al, 2004; Nishimura, Takahashi, Kurihara, Takashiba, & Murayama, 1998; Salvi, Beck, & Offenbacher, 1998) resulta em hiperpermeabilidade (Grossi, 2001; Holzhausen et al., 2004).

No Iémen, a mastigação de Khat é um fator de risco de doenças periodontais.Khat, ou Khat (Catha edulis), é uma planta que cresce no Iémen, Etiópia, Somália, África do Sul, Quénia e Madagáscar. De acordo com muitos estudos que exploram a associação entre as doenças periodontais e o hábito de Khat, este mostrou um valor significativo em estudos comparativos entre não mastigadores e mastigadores. (Al-Hajri M, 2013; Al-Sharabi et al., 2013).

O hábito de fumar é outro fator de risco de periodontite (Han, Lim, & Kim, 2012), perda de dentes e perda de osso alveolar (Al-Bayaty et al., 2008). Foram efectuados vários estudos sobre a gravidade e a prevalência das doenças periodontais. De acordo com uma revisão recente de 21 estudos de coorte, 84 estudos observacionais (transversais e de caso-controlo) apoiaram fortemente o efeito adverso do tabagismo na saúde periodontal (Han et al., 2012). Chen et al. concluíram que o consumo de cigarros estava associado à perda de dentes e a um maior aumento da perda de inserção clínica (Al-Bayaty et al., 2008).

Um estudo recente revelou que a expressão do mecanismo imunoinflamatório como a metaloproteinase da matriz, as citocinas pró-inflamatórias e o fator pró-osteoclastogénese eram mais elevados entre os fumadores. Além disso, o aumento de leucócitos e neutrófilos no sangue periférico dos fumadores em relação aos não fumadores e aos fumadores antigos ou mais leves. Por outro lado, o supressor da osteoclastogénese, osteoprotegerina, estava em nível diminuído nos locais de periodontite entre os fumadores em comparação com nenhum (Nociti et al., 2015). Outros estudos apoiaram que os níveis de linfócitos T (CD4+ e CD8+) foram maiores em não fumadores em comparação com fumadores (Genco & Borgnakke, 2013; Nociti et al., 2015).

No que diz respeito ao mecanismo do efeito do tabaco nas doenças periodontais, como o risco de progressão e a gravidade dos agentes patogénicos periodontais, tais como P. gingivalis, Treponema denticola e T(Genco & Borgnakke, 2013). forsythia. Além disso, o consumo de cigarros provoca uma menor irrigação sanguínea, levando a um menor sangramento como sinal de gengivite, aumentando assim o crescimento de anaeróbios na profundidade da bolsa periodontal devido à redução da tensão de oxigénio da resposta microvascular. A nicotina actua como desgranulação e alteração da resposta dos neutrófilos, aumento do fator de necrose tumoral-a e inibição da ação quimiotáctica e da proliferação de fibroblastos (Genco & Borgnakke, 2013)

Até hoje, não existem dados publicados disponíveis sobre o efeito de uma condição sistémica como a diabetes mellitus no tecido periodontal e a extensão das doenças periodontais e a sua gravidade em doentes diabéticos tipo II iemenitas em comparação com não diabéticos. Por conseguinte, é oportuno que este estudo seja o primeiro a avaliar a ligação clínica e epidemiológica entre a periodontite e os factores relacionados com a diabetes, bem como a avaliar os factores de risco como a mastigação de Khat e o tabagismo associados à sua relação de cronicidade no Iémen.

A periodontite nos doentes diabéticos é mais grave e destrutiva do que nos não diabéticos. Assim, a DM tem sido considerada como o principal fator de risco para doenças periodontais, que têm um impacto negativo na qualidade de vida dos pacientes (Irani et al., 2015; Kim et al., 2013; Loe, 1993; Pranckeviciene et al., 2014; Zhou et al., 2015). Positivamente, a inflamação gengival foi afetada pelo controlo hiperglicémico, mesmo sem terapia periodontal (Movva et al., 2014)

Vários estudos publicados demonstraram que a hiperglicemia crónica é um fator de risco para a gravidade das doenças periodontais na diabetes mellitus tipo II do que noutras pessoas saudáveis sistémicas, e mais grave e destrutiva dos tecidos de suporte em diabéticos mal controlados do que em diabéticos bem controlados (Javed et al., 2015; Mayard-Pons, Rilliard, Libersa, Musset, & Farge, 2015; Movva et al., 2014; Trivedi et al., 2014). O comprometimento do metabolismo ósseo afetado como sequência de diabetes não controlada (Holzhausen et al., 2004; Sayinalp, Gedik, & Koray, 1995; Shyng, Devlin, & Sloan, 2001).Um estudo publicado sugeriu que a prevalência de periodontite entre os pacientes com diabetes mellitus dobra (12,5%) do que em pacientes não diabéticos (6,3%) (Movva et al., 2014). Além disso, outro estudo sustentou que a prevalência de periodontite em pacientes diabéticos é três vezes maior do que em não diabéticos (Mayard-Pons et al., 2015)

O estudo epidemiológico do National Health and Nutrition Examination Survey (NHANES 1) (1971-74) concluiu que a prevalência de bolsas periodontais em pacientes diabéticos era de 32,7%, enquanto em não diabéticos era de 13,8% (Eke et al., 2012).

No Kuwait, Al-Khabbaz et al. mostraram que a periodontite e os parâmetros periodontais, como o índice de placa, o índice gengival e a hemorragia à sondagem, eram significativamente mais elevados nos doentes diabéticos do que nos não diabéticos (Al-Khabbaz, Al-Shammari, Hasan, & Abdul-Rasoul, 2012). Um estudo de acompanhamento de dois anos sugeriu que a taxa de doença periodontal em indivíduos diabéticos era 2,6 vezes superior à dos controlos não diabéticos (Nelson et al., 1990).

Um estudo efectuado na Comunidade Indígena do Rio Gila revelou que os pacientes com diabetes mellitus tipo II, com idades compreendidas entre os 15 e os 57 anos, apresentam uma destruição grave do osso alveolar de suporte 4,23 vezes superior à das pessoas não diabéticas (Taylor et al., 1998).

Uma meta-análise de dois ensaios clínicos, três estudos de coorte e dezoito estudos transversais revelou que a gravidade da periodontite era mais elevada nos diabéticos do que nos não diabéticos, mas a extensão das doenças periodontais dos indivíduos diabéticos e não diabéticos era semelhante (Khader, Dauod, El-Qaderi, Alkafajei, & Batayha, 2006).Os dados do Inquérito Hispânico de Saúde e Nutrição (1982-84), considera-se que a prevalência da profundidade da bolsa de sondagem em pessoas hiperglicémicas é de 36% para os restantes 9,7% (Eke et al, 2012).

Muitos estudos relataram que a associação entre a HbA1c e a duração da hiperglicemia e a gravidade da periodontite (Almas, Al-Qahtani, Al-Yami, & Khan, 2001; Kim et al., 2013; Soskolne, 1998). Evidências observaram que a profundidade de sondagem e a perda de inserção clínica em diabetes bem controlada são menores do que naqueles que são mal controlados (Movva et al., 2014). Ervasti e outros demonstraram uma maior inflamação gengival e hemorragia por provocação em pacientes com mau controlo glicémico em comparação com pessoas bem controladas ou não diabéticas (Stanko & Izakovicova Holla, 2014). Sayinalp et al. (Sayinalp et al., 1995) consideraram que a melhoria do controlo glicémico do doente diabético provoca um aumento do nível sérico de osteocalcina, que é um indicador da função dos osteoblastos (Holzhausen et al., 2004).

Taylor et al. sugeriram que os pacientes diabéticos de tipo II com periodontite grave têm uma maior probabilidade de agravamento do controlo glicémico do que os que não têm periodontite (Stanko & Izakovicova Holla, 2014; Taylor et al, 1996)Papapanou et al. apoiaram uma relação significativa entre hiperglicemia e doenças periodontais numa meta-análise de estudos publicados antes de 1996 que incluíam mais de 3.500 participantes com diabetes mellitus; (Papapanou, 1996; Stanko & Izakovicova Holla, 2014).

No entanto, muitas pesquisas documentaram a relação entre vários parâmetros da diabetes, como o nível de hemoglobina A1c glicada, o nível de glicose, a duração e as complicações da diabetes com a condição periodontal (Kim et al., 2013). O mecanismo do efeito da hiperglicemia no periodonto (fisiopatologicamente) ainda não é óbvio (Pranckeviciene et al., 2014).

Existe uma relação bidirecional entre a periodontite e a diabetes mellitus, em que uma influencia a outra (Zhou et al., 2015). Estudos anteriores reconheceram que as doenças dentárias de suporte aumentam o risco de condição de hiperglicemia (Paraschiv et al., 2014; Soskolne & Klinger, 2001; Xiong et al., 2013) e influenciam o controlo glicémico e a condição metabólica (Demmer, Jacobs, & Desvarieux, 2008; Paraschiv et al., 2014). Além disso, recentemente, estudos evidenciados consideram a periodontite avançada (severa) como um fator de risco de mau controle glicêmico e afetam o resultado do desfecho diabético (Atieh, Faggion, & Seymour, 2014; Borgnakke et al., 2014; Mayard-Pons et al., 2015; Movva et al., 2014) Acreditava-se que a motivação e as instruções de higiene oral têm um impacto positivo no índice de placa, nos parâmetros periodontais, na glicemia em jejum, no fluido crevicular gengival (GCF) (Movva et al., 2014).

O efeito da periodontite na diabetes mellitus foi avaliado por muitos estudos experimentais, que apoiam a possibilidade de envolvimento de citocinas pró-inflamatórias no desenvolvimento da diabetes mellitus com a presença da periodontite (Zhou et al., 2015). Dados publicados de um estudo realizado com residentes da Comunidade Indígena do Rio Gila sugerem que as doenças periodontais graves na linha de base e ao longo de um período de acompanhamento de dois anos foram associadas a um aumento da HbA1c > 9% e a um mau controlo glicémico (Taylor et al., 1996).

Um estudo do First National Health and Nutrition Examination Survey (NHANES I), avaliação de acompanhamento de 9296 não diabéticos com idades entre os 25 e os 74 anos, mostrou que o rácio de probabilidades para a incidência de hiperglicemia era de 2,26, 1,71 e 1,50 nos valores de índice periodontal 3-5, respetivamente. Por outro lado, o rácio de probabilidades nos valores de índice periodontal 1 e 2 não foi aumentado. Assim, o estudo supôs que as doenças periodontais na linha de base podem ser um preditor independente de hiperglicemia (Demmer et al., 2008; Zhou et al,

2015).
Na Alemanha, 2973 pacientes não diabéticos durante um estudo de acompanhamento de 5 anos revelaram que os indivíduos com casos graves de doenças periodontais tinham um aumento de HbA1c cinco vezes superior ao dos indivíduos sem periodontite (Zhou et al., 2015).

A revisão de 10 ensaios clínicos em 450 pacientes conclui que o nível de HbA1c diminuiu 0,4% após a terapia periodontal não cirúrgica (Janket, Wightman, Baird, Van Dyke, & Jones, 2005). Apesar de muitos ensaios clínicos sugerirem que a destartarização e o polimento como tratamento periodontal podem reduzir 0,4% no nível de HbA1c (Atieh et al., 2014; Borgnakke et al., 2014; Mayard-Pons et al., 2015), o mecanismo de efeito ainda não é claro (Movva et al., 2014). A redução da HbA1c com controlo glicémico durante um período de seis meses diminuiu a hemorragia à sondagem BOP mesmo sem terapia periodontal (Katagiri et al., 2013).

A Organização Mundial de Saúde (OMS) definiu a saúde como um "estado de completo bem-estar físico, mental e social e não apenas a ausência de doença ou enfermidade" (Buset et al., 2016). Confirmando a associação entre a doença periodontal e a saúde geral (principalmente a periodontite), várias evidências acreditam que existe uma associação entre a doença oral e as condições gerais de saúde. Além disso, outros estudos relataram que as doenças periodontais aumentam a incidência de doenças sistémicas (Gil-Montoya, de Mello, Barrios, Gonzalez-Moles, & Bravo, 2015). Outros resultados relataram que existe uma elevada prevalência e morbilidade significativa relacionada com as doenças dos tecidos orais (Chapple & Genco, 2013). Além disso, a condição de saúde oral pode afetar o estado físico e o estatuto social (Irani et al., 2015).

A Associação Dentária Americana (ADA) aprovou que "a saúde oral é um estado de bem-estar funcional, estrutural, estético, fisiológico e psicossocial e é essencial para a saúde geral e a qualidade de vida de um indivíduo" (Buset et al., 2016). Tem sido sustentado que tanto a periodontite como a diabetes têm um efeito negativo na qualidade de vida e no bem-estar (Irani et al., 2015). Além disso, em 2000, as doenças orais e dentárias são consideradas uma "epidemia silenciosa", pelo que o US Surgeon General chamou a atenção para a importância da saúde oral como um dos principais portais para a saúde geral (Preshaw et al., 2012).

No Iémen, um estudo publicado relatou que 60,5% das pessoas tinham recessão gengival, 42,5% das quais tinham GR > 4 mm (Abdullah Gh Amran & Ataa, 2011). A mastigação de Qat ou Khat é outro risco de recessão gengival. Os autores relacionaram o efeito secundário do Khat no tecido periodontal, causando forças mecânicas contínuas que podem estar relacionadas com o lado de mastigação do Khat (Catha Edulis) (Abdullah Gh Amran & Ataa, 2011), bem como com o conteúdo químico da planta Khat (Dhaifullah et al., 2015).

Outro estudo conduziu a uma associação significativa entre a mastigação de khat e o estado periodontal. Num estudo realizado no Iémen sobre os mastigadores de Khat, a perda de inserção clínica foi significativamente mais elevada entre os mastigadores. Além disso, outro estudo concluiu que 37,9% dos utilizadores diários de khat tinham profundidade de sondagem, ao contrário de 18,6% dos utilizadores de hábitos diários que tinham profundidade de sondagem (Dhaifullah et al., 2015).

Existe uma associação entre a duração e a frequência e a gravidade das doenças periodontais (Ali, 2007). No entanto, estudos sobre o efeito dos hábitos de khat nos tecidos periodontais relataram o hábito de Khat como um fator de risco para a destruição periodontal e perda de ligação clínica, (Al-Hajri M, 2013; Al- Sharabi et al., 2013; Ali, 2007; Halboub, Dhaifullah, & Yasin, 2013). Outros estudos relataram um efeito positivo como anti-placa (N. Al-Hebshi & Skaug, 2005). Por exemplo, um estudo publicado relatou que os lados que não mastigam tinham uma profundidade de sondagem mais elevada do que o lado que mastiga ou não mostrou quaisquer diferenças significativas entre os que mastigam Khat e os que não mastigam no estado de saúde periodontal (N. N. Al-hebshi & Al-Akhali, 2010; Hill & Gibson, 1987; Yarom et al.). Um estudo recente avaliou a associação do tabagismo e da diabetes com a periodontite em (n= 4.118) e concluiu que não existe um efeito sinérgico do tabagismo e da diabetes na periodontite (Han et al., 2012). Javed et al. referiram que não existiam diferenças significativas na perda óssea marginal, profundidade da bolsa, dentes em falta, hemorragia à sondagem (BOP) e PI entre os doentes diabéticos de tipo 2 fumadores e não fumadores (Javed et al, 2007). Pelo contrário, outro estudo publicado concluiu que os diabéticos fumadores apresentavam mais perda de inserção clínica do que os pacientes diabéticos não fumadores (Orbak, Tezel, Canakci, & Demir, 2002).

Capítulo 3:
Sujeitos e métodos
3.1 Seleção de sujeitos

O presente estudo utilizou um desenho de estudo caso-controle. O estudo foi realizado de agosto de 2016 a março de 2017 com base em exames dentários de todos os sujeitos do estudo. Os participantes receberam uma explicação sobre o estudo para confirmar sua participação e, em seguida, foram examinados em uma unidade odontológica. Os sujeitos tiveram um exame periodontal completo pelo kit de diagnóstico (espelho dental, sonda Michigan 0 com sonda de marcação de William). Além disso, os dois grupos foram comparados em termos de idade, sexo e estatuto socioeconómico.

3.1.1 O grupo de diabéticos (o grupo de caso)

O grupo de casos foi constituído por 132 indivíduos diabéticos de tipo II que frequentavam as clínicas de endocrinologia do hospital da Universidade de Ciência e Tecnologia (USTH) e do hospital Al-Thawrah.

3.1.1.1 Critérios de inclusão de doentes diabéticos

Os critérios de inclusão foram: o grupo caso tinha diabetes mellitus tipo II, ter ≥ 30 anos de idade.

3.1.1.2 Critérios de exclusão

Os critérios de exclusão foram os seguintes: indivíduos tratados com terapia periodontal nos últimos 6 meses, que utilizaram antimicrobianos sistémicos ou tópicos, anti-inflamatórios não esteróides e/ou esteróides nos últimos três meses; sob tratamento ortodôntico, que não tenham outros problemas de saúde complicados de carácter geral, como doenças cardiovasculares, renais e hepáticas, ou distúrbios imunológicos, infeção pelo vírus da imunodeficiência humana/síndrome da imunodeficiência adquirida.

3.1.2 O grupo não diabético (o grupo de controlo)

O grupo de controlo foi constituído por 138 indivíduos que frequentaram as clínicas da faculdade de medicina dentária da Universidade de Ciência e Tecnologia (UST) de Sana'a, no Iémen.

3.1.2.1 Critérios de inclusão de doentes não diabéticos

Os critérios de inclusão foram: ter $\geq$ 30 anos de idade e não ter diabetes mellitus ou outras doenças sistémicas.

3.1.2.2 Critérios de exclusão

Os critérios de exclusão foram os indivíduos tratados com terapia periodontal nos últimos 6 meses, que utilizaram antimicrobianos sistémicos ou tópicos, anti-inflamatórios não esteróides e/ou esteróides nos últimos três meses e que se encontravam sob tratamento ortodôntico.

3.2 Folha de exame

A folha do questionário fornecia o estatuto sociodemográfico como a idade, o sexo e o nível de educação como (alfabetizado/analfabeto), os comportamentos gerais de saúde como fumar (Sim/Não), e mastigar Khat (Sim/Não), a frequência de escovagem dos dentes, e utilizando os registos médicos para determinar os factores relacionados com a diabetes como o início, a duração, o nível de glicose no sangue e a percentagem de HbA1cdos registos médicos durante o último mês, depois recodificados em HbA1c bem controlada > 8 ou HbA1c mal controlada $\leq$8.

3.3 Exame clínico

Exame periodontal de boca inteira realizado e fornecido a todos os participantes (grupos de controlo de casos) relativamente ao índice de placa, hemorragia gengival, profundidade de sondagem, envolvimento da furca, mobilidade dentária, número de dentes perdidos e perda de inserção clínica, utilizando a sonda Michigan 0 com a sonda de marcação de William. Cada um dos parâmetros periodontais foi calculado como valores médios separadamente. Terceiro molar, dentes com procedimentos de restauração iatrogénicos e raízes remanescentes excluídos.

Os critérios do índice de placa (Silness & Loe 1964) foram:

0 = Sem depósitos de placa nas margens gengivais,

1 = aderente à margem gengival só reconhecido por uma sonda que atravessa a estrutura dentária,

2 = Acumulação moderada e visível de placa bacteriana mole na bolsa gengival, na margem gengival e/ou na superfície dentária adjacente,

3 = Abundância de depósitos moles dentro da bolsa e/ou na gengiva marginal e superfície dentária adjacente *(Loe, 1967)* reordenados em (< ou ≥ mediana) *(Mohamed et al., 2013)*.

Para revelar o estado atual da inflamação gengival, a hemorragia à sondagem foi medida e recodificada como (presente/ausente) (Campus, Salem,

Uzzau, Baldoni, & Tonolo, 2005).

A recessão gengival foi a distância da junção cemento-esmalte à margem gengival por sonda (Abdullah G Amran et al., 2016). Foi calibrado e manipulado como o valor mediano.

Envolvimentos de furca (FI) examinados em três categorias::

Classe 1: perda óssea da área de suporte da furca horizontalmente não ultrapassando 1/3 da largura do dente,

Classe 2: a perda de tecido de suporte na área da furca atravessa 1/3 do dente, mas não ultrapassa a área da furca,

Classe 3: Destruição "completa" do tecido de suporte da furca *(Lang & Lindhe, 2015)* e depois manipulada como (Sim/Não).

A mobilidade dentária foi classificada em três pontos:

Grau 1: mobilidade ligeiramente mais do que o normal como,

Grau II: Moderadamente mais do que o normal,

Grau III: Mobilidade dentária grave facio-lingual/palatina e/ou mesio-distal, com movimento vertical *(Newman et al., 2011)* e depois recodificada em (Sim/Não) *(Mohamed et al., 2013)*.

O número de dentes em falta foi examinado e registado em níveis binários < ou $\geq$ 8 dentes em falta *(Mohamed et al., 2013)*.

A profundidade da bolsa de sondagem (PPD) é medida como a distância da margem gengival até à base da bolsa. Enquanto o nível de inserção clínica (CAL) é medido através da inserção de uma sonda calibrada para calcular a distância da junção cemento-esmalte (CEJ) para a base da profundidade da bolsa quando a margem gengival está localizada apicalmente à CEJ, ou é igual à profundidade da bolsa periodontal, quando a margem gengival coincide com a CEJ *(Lang & Lindhe, 2015; Newman et al., 2011; Savage, Eaton, Moles, & Needleman, 2009)*, em seguida, recodificado em duas categorias como ($\leq$ ou > 4mm). Todos os dentes serão medidos em seis locais (mesiobucal, médio-bucal, distobucal, distolingual/palatal, médio-lingual/palatal e mesiolingual/palatal) em todos os dentes superiores e inferiores *(Javed et al., 2015; Savage et al., 2009).*

A severidade da periodontite classificada como periodontite ligeira (leve): quando a destruição periodontal não ultrapassava 1 a 2 mm de perda de inserção clínica, periodontite moderada: quando a destruição periodontal era de 3 a 4 mm de perda de inserção clínica, periodontite severa: quando a perda de inserção clínica era de 5 mm ou mais.*(Newman et al., 2011; Page & Eke, 2007).*Periodontite definida como a presença de PD $\geq$4mm e CAL $\geq$1 mm.*(Esteves Lima, Miranda Cota, & Costa, 2013)* e o Número de dentes perdidos foram reordenados.

3.4 Método de amostragem

A dimensão mínima da amostra foi calculada em 102 (o grupo de casos 51 e o grupo de controlo 51), considerando P=5%, poder de 80% e rácio de casos para controlo 1:1, utilizando a calculadora de dimensão da amostra OpenEpi®. A dimensão final da amostra foi de 270 doentes. Os participantes no estudo consistiram em 132 doentes diabéticos como grupo de estudo e 138 doentes não diabéticos como grupo de controlo, dependendo do poder do estudo de 80% ao nível de confiança IC 95%.

3.5 Aprovação ética

O protocolo do estudo teve a aprovação ética e o número de confirmação (2017/05) do Comité de Ética da Faculdade de Medicina da UST-Iémen. Todos os sujeitos desta investigação receberam uma explicação sobre o estudo e o consentimento informado por escrito foi realizado para confirmar as suas inscrições no estudo de forma anónima.

3.6 Análise e interpretação estatística

Os dados recolhidos foram ordenados e etiquetados. A mediana e o desvio padrão foram utilizados para descrever os dados quantitativos. Enquanto as tabelas de prevalência foram utilizadas para descrever os dados qualitativos.

O nível de significância estatística (valor de P) foi fixado em menos de 0,05, considerando o nível de confiança de 95%. O teste de Mann-Whitney foi utilizado para avaliar as diferenças nas variáveis contínuas entre os fumadores/não fumadores e os mastigadores/não mastigadores de Khat no grupo dos diabéticos. O teste do Qui-Quadrado foi utilizado para estimar o risco entre os grupos de casos e de controlo. Além disso, entre HbA1c bem controlada $\leq$8 e HbA1c mal controlada > 8 e DM de curta duração $\leq$10 e DM de longa duração >10 anos. A análise de regressão logística binária foi feita para examinar a razão de chances ajustada e a rolagem dos fatores de confusão para os principais resultados foram dicotomizados em perda de inserção clínica ($\leq$ ou> 4mm CAL) e número de dentes ausentes (< ou $\geq$ 8 dentes ausentes). As análises dos dados foram realizadas utilizando

software estatístico SPSS® versão 21.

Capítulo 4:
Resultados

Neste estudo, foi examinado um total de 270 doentes. 132 (48,9%) eram diabéticos no grupo de casos e 138 (51,1%) não eram diabéticos no grupo de controlo, como mostra a Tabela 4.1. Entre a amostra, os homens eram 140 (51,9%) e as mulheres 130 (48,1%). Os mastigadores de Khat do grupo de diabéticos eram 89 (67,4%) e 91 (65,9) do grupo de não diabéticos, enquanto os fumadores diabéticos eram 26 (19,7) e 36 (26,1) não fumadores não diabéticos. Para além disso, 67 (50,8%) do grupo de casos e 40 (29%) do grupo não diabético escovavam os dentes regularmente pelo menos uma vez por dia.

Tabela 4.1: Características demográficas da amostra do estudo

	Categorias	**Diabético n (%)**	**Não-diabético n (%)**
Género	Masculino	81 (61.4)	59 (42.8)
	Feminino	51 (38.6)	79 (57.2)
	30-35	25 (18.9)	39 (28.3)
	36-40	15 (11.4)	25 (18.1)
Idade	41-45	18 (13.6)	13 (9.4)
	46-50	17 (12.9)	13 (9.4)
	>50	57 (43.2)	48 (34.8)
Educação	Analfabeto	94 (71.2)	76 (55.1)
	Alfabetizado	38 (28.8)	62 (44.9)
	Não	43 (32.6)	47 (34.1)
Mastigação de khat	Sim	89 (67.4)	91 (65.9)
Fumar	Não	106 (80.3)	102 (73.9)
	Sim	26 (19.7)	36 (26.1)
Escovagem dos dentes	Irregular	65 (49.2)	98 (71)
	Regular	67 (50.8)	40 (29)

Os parâmetros clínicos periodontais na Tabela 4.2 mostram significativamente diferenças e odds ratio entre os grupos de caso-controlo relativamente ao índice de placa 2,6 (1,6-4,3), à hemorragia à sondagem 3,5 (2,3-13,0), à recessão gengival 2,0 (1,2-3,4), ao envolvimento da furca 4,0 (2,3-6,7), à perda de inserção clínica 5,7 (3,1-10,5), à mobilidade dentária 2,0 (1,2-3,4) e ao número de dentes perdidos 4,4 (2,3-8,5).

Tabela 4.2: As variáveis dos parâmetros clínicos periodontais da amostra do estudo em função do estado diabético

	Categorias	Diabético n (%)	Não-diabético n (%)	Valor P*	OR (IC 95%)
Índice de placa	Baixo < mediana	56 (42.4)	91 (65.9)	< 0.001	
	Elevada ≥ mediana	76 (57.6)	47 (34.1)		2.6 (1.6-4.3)
Gengival sangramento	Sem hemorragia	45 (34.1)	103 (75.2)	< 0.001	3.5 (2.3-13.0)
	Hemorragia	87 (65.9)	35 (24.8)		
Gengival recessão	Sem recessão	10 (7.5)	20 (14.5)	.004	2.0 (1.2-3.4)
	Recessão	122 (92.5)	118 (85.5)		
Furca envolvimento	Não	40 (30.3)	91 (65.9)	< 0.001	4.0 (2.3-6.7)
	Sim	92 (69.7)	47 (34.1)		
Ligação clínica perda	≤ 4mm CAL	57 (43.1)	89 (81.7)	< 0.001	5.7 (3.1-10.5)
	> 4mm CAL	74 (56.9)	20 (18.3)		
Mobilidade dos dentes	Não	45 (34.1)	70 (63.1)	.003	2.0 (1.2-3.4)
	Sim	87 (65.9)	68 (45.3)		
Número de dentes em falta	< 8 dentes em falta	66 (50)	71 (81.6)	< 0.001	4.4 (2.3-8.5)
	≥ 8 dentes em falta	66 (50)	16 (18.4)		

*É utilizado o teste do qui-quadrado.

Como se pode ver na Tabela 4.3, os resultados não mostraram quaisquer diferenças significativas nas medianas dos parâmetros periodontais, como a recessão gengival, a perda de inserção clínica e o número de dentes perdidos no grupo diabético entre os fumadores e os não fumadores, assim como entre os grupos de fumadores e não fumadores de Khat.

Tabela 4.3: Mediana de GR, CAL e dentes perdidos de fumadores e mascadores de Khat entre o grupo de diabéticos

	Fumadores	Não fumadores	Valor P*	Mascadores de Khat	Não mascadores de khat	Valor P*
Recessão gengival	4.2	3.7	0.4	3.9	3.4	0.1
Clínica perda de ligação	4.8	4.6	0.8	4.6	4.5	0.7
Falta de dentes	8.6	8.6	0.7	8.1	7.8	0.2

*É utilizado o teste U de Mann-Whitney.

Relativamente à associação dos parâmetros clínicos periodontais entre HbAlc bem controlada > 8 e HbAlc mal controlada ≤8 no grupo diabético, o envolvimento da furca, a perda de inserção clínica, a mobilidade dentária e o número de dentes perdidos foram significativamente diferentes, apresentando OR (IC 95%) 4,1 (1,7-9,4), 3,4 (1,3-9,3), 3,2 (1,4-2,3) e 6 (217,5), respetivamente. Além disso, a associação dos parâmetros periodontais do grupo DM de curta duração ≤10 em comparação com o grupo DM de longa duração >10 mostrou diferenças significativas no envolvimento da furca, na perda de inserção clínica, na mobilidade dentária e no número de dentes perdidos, respetivamente Tabela 4.4.

Tabela 4.4: Associação entre os parâmetros clínicos periodontais de acordo com o nível de hemoglobina glicada e a duração da diabetes mellitus

		Hemoglobina glicada l			nível	Duração da diabetes mellitus		
		HbA1c bem controlada ≤8 n (%)	HbA1c mal controlada > 8 n (%)	Valor P*	OU (95% CI)	Curta Longa duração duração duração DM ≤10 DM >10 anos anos n (%) n (%)	Valor P*	OR (IC 95%)
Envolvimento da furca	Não	20 (55.5)	24 (25)	.001	4.1 (1.7-9.4)	36 (40.4) 8(18.6)	.02	2.7 (1.1-6.7)
	Sim	16 (44.5)	72 (75)			53 (59.6) 35 (81.4)		
Ligação clínica perda	≤ 4 CAL	21 (58.3)	36 (37.5)	.01	3.4 (1.3-9.3)	47 (52.8) 11 (25.5)	.007	3.1 (1.3-7.0)
	> 4 CAL	14 (41.7)	60 (62.5)			42 (47.2) 32 (74.5)		
Mobilidade dos dentes	Não	19 (52.7)	26 (27.1)	.005	3.2 (1.4-2.3)	38 (42.6) 7(16.2)	.005	3.6 (1.4-9.1)
	Sim	17 (47.3)	70 (72.9)			51 (57.4) 36 (83.8)		
Número de dentes em falta	< 8 em falta dentes	26 (72.2)	40 (41.6)	< .001	6 (2-17.5)	49 (55.1) 17 (39.5)	.03	2.5 (1.1-5.7)
	≥ 8 em falta dentes	10 (27.8)	56 (58.4)			40 (44.9) 26 (60.5)		

*É utilizado o teste do qui-quadrado.

Os resultados na Tabela 4.5 da análise de regressão ajustada para factores de confusão como o tabagismo, a mastigação de Khat, a idade e o nível de escolaridade mostraram que existia uma diferença significativa da perda de inserção clínica 5,6 (3,0-10,4) e do número de dentes em falta 4,0 (2,0-8,1) nos diabéticos em comparação com nenhum.

Tabela 4.5: Análise multivariável para variáveis independentes seleccionadas como preditores para TIIDM

		Diabético T n (%)	on- diabético n (%)	Rácio de probabilidades ajustado (IC95%) *	valor p*
Clínica perda de ligação	≤ 4mm CAL	57 (39.1)	89 (60.90)	5.6 (3.0-10.4)	< 0.001
	> 4mm CAL	74 (78.7)	20 (21.3)		
Número de dentes em falta	< 8 dentes em falta	66 (48,1)	71 (51.9)	4.0 (2.0-8.1)	< 0.001
	≥ 8 dentes em falta	66 (80,4)	16 (19.6)		

*OR: Os rácios de probabilidade foram calculados utilizando análises de regressão logística binária ajustadas para factores de confusão.

** Diferença estatisticamente significativa (P < 0,05) entre DM2 e controlos não diabéticos.

Capítulo 5:
Discussão

Vários estudos publicados avaliaram a relação entre a hiperglicemia e as doenças periodontais, tal como a complexa relação entre a diabetes mellitus tipo II e o tabagismo nas doenças periodontais. Para além disso, foram publicados muitos estudos que avaliaram a relação entre a mastigação de Khat e o estado periodontal.

Tanto quanto sabemos, este estudo será considerado o primeiro no Iémen a estudar a relação tripla de factores relacionados com a diabetes mellitus tipo II, a mastigação de Khat e o tabagismo na condição periodontal. No nosso estudo, para ultrapassar os erros de diagnóstico e de avaliação do estado periodontal, foi efectuado um exame completo da boca (Lang & Lindhe, 2015), utilizando vários parâmetros clínicos periodontais. Os resultados deste estudo mostraram que a gravidade das doenças periodontais está associada à diabetes mellitus tipo II.

Os indivíduos diabéticos de tipo II apresentavam características óbvias de periodontite crónica, como recessão gengival, envolvimento de furca, mobilidade dentária, número de dentes em falta e fixação clínica, o que estava de acordo com outros estudos publicados (Mohamed et al., 2013). Todos os parâmetros clínicos periodontais, incluindo o índice de placa, a hemorragia gengival, a recessão gengival, a perda de inserção clínica, a mobilidade dentária, o envolvimento da furca e o número de dentes perdidos do grupo diabético foram significativamente mais elevados e graves em comparação com o grupo de controlo. Estes dados confirmam outras conclusões, como as de Campus et al (Campus et al., 2005), Javed et al (Javed et al., 2007), Kim et al (Kim et al., 2013). Susanto et al (Susanto et al., 2011), e consistente com um país próximo como o Sudão num estudo realizado por Mohamed HG et al (Mohamed et al., 2013). Os resultados representaram mais do que os do facto de os diabéticos iemenitas poderem não representar a saúde oral como uma prioridade máxima para o tratamento. Além disso, a ausência de cuidados de saúde oral para os diabéticos e o enfoque noutros efeitos sistémicos fazem com que os indicadores de doença periodontal pareçam mais graves.

Uma avaliação da relação tripla entre a Diabetes mellitus tipo II, o tabagismo e o efeito da mastigação de Khat no periodonto foi assistida clinicamente no grupo de diabéticos, que não apresenta diferenças significativas entre os fumadores em comparação com nenhum no grupo de casos. Do mesmo modo, outros resultados revelaram que não existia uma ação sinergética do tabagismo/hiperglicemia no periodonto (Han et al., 2012; Javed et al., 2015; Javed et al., 2007; Jimenez, Hu, Marino, Li, & Joshipura, 2012). Ao contrário do nosso achado, um estudo realizado por Orbak et al (Orbak et al., 2002) avaliando o efeito do tabagismo com diabetes mellitus tipo II nos tecidos periodontais mostrou diferenças estatísticas entre os grupos.

No entanto, muitos estudos relataram a mastigação de Khat como um fator de risco para a periodontite (Al-Hajri M, 2013; Al-Sharabi et al., 2013; Abdullah G Amran et al., 2016), o presente estudo não mostrou diferenças significativas no periodonto entre os mastigadores de Khat em comparação com os não mastigadores entre o grupo de diabéticos. Outros estudos (N. Al-Hebshi & Skaug, 2005; N. N. Al-hebshi & Al-Akhali, 2010; Hill & Gibson, 1987) consideraram o Khat como um fator benéfico para a saúde do periodonto através da limpeza mecânica (anti-placa) ou como ação prebiótica sobre a microbiota oral. Neste tipo de estudos, que dependem em parte do questionário, o viés de memória é uma preocupação considerável devido à ausência de registos, índices ou ferramentas que assegurem o início, a duração e os antigos/actuais mastigadores ou fumadores de Khat.

A associação entre um controlo glicémico deficiente e as doenças periodontais pode ser explicada pela acumulação de produtos finais glicados avançados que levam à diminuição da função fagocítica e quimiotáctica dos PMNs e à produção de citocinas pró-inflamatórias (Javed et al., 2007). A hiperglicemia resulta na alteração do metabolismo do colagénio e na reparação dos tecidos. O aumento do nível de glicose no fluxo salivar e no FGC proporciona um ambiente conveniente para os agentes patogénicos da placa bacteriana, que são responsáveis pela inflamação que conduz à destruição periodontal e à perda de aderência (Javed et al., 2007; Mohamed et al., 2013). Por outro lado, a doença periodontal altera a resposta imunitária, aumentando os mediadores inflamatórios, o que poderia explicar a inter-relação entre a condição diabética e periodontal (Susanto et al., 2011).

Na nossa descoberta, os parâmetros periodontais, tais como CAL, FI, mobilidade dentária e o número de dentes perdidos, mostraram-se mais graves em pacientes diabéticos tipo II mal controlados. Os resultados da associação entre hiperglicemia mal controlada e doença periodontal grave são consistentes com outros resultados (Campus et al., 2005; Javed et al., 2007; Mohamed et al., 2013). Para além disso, a duração da diabetes desempenha um papel importante na gravidade da destruição periodontal, revelando-se mais significativa na duração longa >10 anos (Kim et al., 2013; Mohamed et al., 2013).

Os resultados deste estudo têm muitas limitações, tais como o facto de os doentes diabéticos/não diabéticos que frequentaram as clínicas de endocrinologia ou de medicina dentária poderem ter necessidades urgentes. Por conseguinte, poderia haver uma sobre-representação da gravidade das suas condições. Até há pouco tempo, não havia nenhum estudo publicado que avaliasse o efeito sinérgico da diabetes/mastigação de khat no periodonto, o que torna esta descoberta a primeira. O stress, o conflito e o estado económico (Jaiswal, Shenoy, & Thomas, 2016; Mannem & Chava, 2012) resultantes da situação no Iémen podem ser outros factores de risco que interferem com a diabetes mellitus, o tabagismo e a mastigação de Khat entre os grupos comparados no presente estudo, mostrando um aumento da gravidade das características da doença periodontal e da perda de dentes.

Os resultados deste estudo contribuem para o planeamento de programas e reflectem a satisfação das necessidades básicas e urgentes de saúde oral, que são fundamentais para melhorar a saúde oral e os cuidados com o diabético.

Capítulo 6:
Conclusão

6.1 Conclusão

1.   O presente estudo revelou que os doentes diabéticos de tipo II têm doenças periodontais mais graves do que os não diabéticos.

2.   A gravidade das doenças periodontais e o número de dentes em falta nos doentes mal controlados é mais grave do que nos bem controlados.

3.   A gravidade das doenças periodontais e o número de dentes perdidos dependem da curta duração do grupo DM ≤10 em comparação com a longa duração do grupo DM >10.

4.   Os resultados não revelaram quaisquer diferenças estáticas entre fumadores ou mascadores de Khat em comparação com ninguém.

6.2 Recomendações

1.   O estudo permite liderar outros estudos para avaliar em profundidade a relação entre a diabetes mellitus e os seus factores relacionados e os tecidos periodontais com os factores de risco.

2.   Mais investigações através da abordagem multidisciplinar dos periodontologistas e endocrinologistas para os desafios terapêuticos e preventivos à cronicidade da relação bidirecional da periodontite crónica e da diabetes mellitus.

3.   Além disso, o estudo contribuirá para o planeamento de programas que melhorem a saúde oral e os cuidados a prestar aos doentes diabéticos; consequentemente, poderão melhorar a saúde em geral.

Referências

Al-Bayaty, F., Wahid, N., & Bulgiba, A. (2008). Mortalidade dentária em fumadores e não fumadores numa população selecionada em Sana'a, Iémen. *Jornal de investigação periodontal, 43*(1), 9-13.

Al-Habori, M., Al-Mamari, M., & Al-Meeri, A. (2004). Diabetes Mellitus tipo II e tolerância à glicose diminuída no Iémen: prevalência, alterações metabólicas associadas e factores de risco. *Diabetes research and clinical practice, 65*(3), 275-281.

Al-Hajri M, E. R. M., Fathalla G, El-Firt EY. (2013). Apoptose devido à mastigação de Khat analisada pela expressão de p53 no tecido gengival. *EDJ*, 1-9.

Al-Hebshi, N., & Skaug, N. (2005). Efeito da mastigação de khat em 14 bactérias periodontais seleccionadas na placa sub e supragengival de uma população jovem masculina. *Oral Microbiology and Immunology, 20*(3), 141-146.

Al-hebshi, N. N., & Al-Akhali, M. (2010). Gengivite experimental em mastigadores masculinos de khat (Catha edulis). *J Int Acad Periodontol, 12*(2), 56-62.

Al-Khabbaz, A. K., Al-Shammari, K. F., Hasan, A., & Abdul-Rasoul, M. (2012). Saúde periodontal de crianças com diabetes mellitus tipo 1 no Kuwait: um estudo de controlo de casos. *Princípios e Práticas Médicas, 22*(2), 144-149.

Al-Sharabi, A. K., Shuga-Aldin, H., Ghandour, I., & Al-Hebshi, N. N. (2013). A mastigação de Qat como um fator de risco independente para a periodontite: um estudo transversal. *Revista internacional de odontologia, 2013*.

Ali, A. A. (2007). Hábito de Qat na sociedade do Iémen: um fator causal de doenças periodontais orais. *Revista internacional de investigação ambiental e saúde pública, 4*(3), 243-247.

Almas, K., Al-Qahtani, M., Al-Yami, M., & Khan, N. (2001). A relação entre a doença periodontal e o nível de glucose no sangue em pacientes diabéticos de tipo II. *J Contemp Dent Pract, 2*(4), 18-25.

Almeída Abdo, J., Cirano, F. R., Casati, M. Z., Ribeiro, F. V., Giampaoli, V., Viana Casarin, R. C., & Pimentel, S. P. (2013). Influência da dislipidemia e da diabetes mellitus na doença periodontal crónica. *Journal of periodontology, 84*(10), 14011408.

Amran, A. G., Alhajj, M. N., & Amran, A. N. (2016). Prevalência e fatores de risco para perda de apego clínico em iemenitas adultos: Um estudo de base comunitária na cidade de Dhamar. *American Journal of Health Research, 4*(3), 56-61.

Amran, A. G., & Ataa, M. A. S. (2011). Análise estatística da prevalência, severidade e alguns possíveis factores etiológicos das recessões gengivais entre a população adulta da cidade de Thamar, Iémen. *RSBO (Online), 8*(3), 305-313.

Associação, A. D. (2016). 2. Classificação e diagnóstico da diabetes. *Diabetes care, 39*(Suplemento 1), S13-S22.

Atieh, M. A., Faggion, C. M., & Seymour, G. J. (2014). Citocinas em pacientes com diabetes tipo 2 e periodontite crônica: Uma revisão sistemática e meta-análise. *Investigação e prática clínica da diabetes, 104*(2), e38-e45.

Beltr0m, D., Grauballe, M. B., Holm, N.-C. R., Flyvbjerg, A., & Holmstrup, P. (2016). Deteção de diabetes não diagnosticada no ambiente odontológico. *Current Oral Health Reports, 3*(1), 1-6.

Bickel, M., Axtelius, B., Solioz, C., & Attstrom, R. (2001). Cytokine gene expression in chronic periodontitis. *J Clin Periodontol, 28*(9), 840-847.

Borgnakke, W. S., Chapple, I. L., Genco, R. J., Armitage, G., Bartold, P. M., D'Aiuto, F., . . . Kornman, K. S. (2014). O estudo controlado randomizado multicêntrico (RCT) publicado pelo jornal da associação médica americana (JAMA) sobre o efeito da terapia periodontal na hemoglobina glicada (hba 1c) tem problemas fundamentais. *Journal of Evidence Based Dental Practice, 14*(3), 127-132.

Buset, S. L., Walter, C., Friedmann, A., Weiger, R., Borgnakke, W. S., & Zitzmann, N. U. (2016). As doenças periodontais são realmente silenciosas? Uma revisão sistemática do seu efeito na qualidade de vida. *J Clin Periodontol, 43*(4), 333-344.

Campus, G., Salem, A., Uzzau, S., Baldoni, E., & Tonolo, G. (2005). Diabetes e doença periodontal: um estudo caso-controlo. *Jornal de periodontologia, 76*(3), 418425.

Chapple, I. L., & Genco, R. (2013). Diabetes e doenças periodontais: relatório de consenso do Workshop Conjunto EFP/AAP sobre Periodontite e Doenças Sistémicas. *J Clin Periodontol, 40*(s14).

Chapple, I. L., Van der Weijden, F., Doerfer, C., Herrera, D., Shapira, L., Polak, D., . . . Donos, N. (2015). Prevenção primária da periodontite: gestão da gengivite. *J Clin Periodontol, 42*(S16).

Demmer, R. T., Jacobs, D. R., & Desvarieux, M. s. (2008). Doença periodontal e diabetes tipo 2 incidente: resultados do primeiro inquérito nacional de saúde e nutrição e do seu estudo de acompanhamento epidemiológico. *Diabetes care, 31*(7), 1373-1379.

Deshmukh, J., Basnaker, M., Kulkarni, V. K., & Katti, G. (2011). Doença periodontal e diabetes: A two way street dual highway.

Dhaifullah, E., Al-Maweri, S. A., Al-Motareb, F., Halboub, E., Elkhatat, E., Baroudi, K., & Tarakji, B. (2015). Condição de saúde periodontal e fatores associados entre estudantes universitários, Iémen. *Jornal de investigação clínica e de diagnóstico: JCDR, 9*(12), ZC30.

Duarte, P. M., Szeremeske Miranda, T., Lima, J. A., Dias Gonçalves, T. E., Santos, V. R., Bastos, M. F., & Ribeiro, F. V. (2012). Expressão de marcadores imunoinflamatórios em sítios de periodontite crónica em pacientes com diabetes tipo 2. *Journal of periodontology, 83*(4), 426-434.

Eke, P., Dye, B., Wei, L., Thornton-Evans, G., & Genco, R. (2012). Prevalência de periodontite em adultos nos Estados Unidos: 2009 e 2010. *Jornal de investigação dentária, 91*(10), 914-920.

Engebretson, S. P., & Hey-Hadavi, J. (2011). A doxiciclina subantimicrobiana para periodontite reduz a hemoglobina A1c em indivíduos com diabetes tipo 2: um estudo piloto. *Pesquisa Farmacológica, 64*(6), 624-629.

Esteves Lima, R. P., Miranda Cota, L. O., & Costa, F. O. (2013). Associação entre periodontite e diabetes mellitus gestacional: um estudo caso-controlo. *Journal of periodontology, 84*(9), 1257-1265.

Genco, R. J., & Borgnakke, W. S. (2013). Factores de risco para a doença periodontal. *Periodontologia 2000, 62*(1), 59-94.

Gil-Montoya, J. A., de Mello, A. L. F., Barrios, R., Gonzalez-Moles, M. A., & Bravo, M. (2015). Saúde oral no paciente idoso e seu impacto no bem-estar geral: uma revisão não sistemática. *Intervenções clínicas no envelhecimento, 10*, 461.

Grossi, S. G. (2001). Tratamento da doença periodontal e controlo da diabetes: uma avaliação da evidência e necessidade de investigação futura. *Anais de periodontologia, 6*(1), 138-145.

Halboub, E., Dhaifullah, E., & Yasin, R. (2013). Determinantes do estado de saúde dentária e do comportamento de saúde dentária entre os estudantes da Universidade de Sana'a, Iémen. *Journal of investigative and clinical dentistry, 4*(4), 257-264.

Han, D.-H., Lim, S., & Kim, J.-B. (2012). A associação do tabagismo e da diabetes com a periodontite numa população coreana. *Journal of periodontology, 83*(11), 13971406.

Hill, C., & Gibson, A. (1987). Os efeitos orais e dentários da mastigação de q'at. *Oral Surgery, Oral Medicine, Oral Pathology, 63*(4), 433-436.

Holmstrup, P., & Flyvbjerg, A. (2015). Linkage Between Periodontal Disease and Diabetes Mellitus *Oral Infections and General Health* (pp. 35-44): Springer.

Holzhausen, M., Garcia, D. F., Pepato, M. T., & Marcantonio, E. (2004). A influência da diabetes mellitus a curto prazo e da terapia com insulina na perda óssea alveolar em ratos. *Journal of periodontal research, 39*(3), 188-193.

Irani, F., Wassall, R., & Preshaw, P. (2015). Impacto do estado periodontal na qualidade de vida relacionada com a saúde oral em pacientes com e sem diabetes tipo 2. *Journal of dentistry, 43*(5), 506-511.

Jaiswal, R., Shenoy, N., & Thomas, B. (2016). Avaliação da associação entre o stress psicológico e os níveis séricos de cortisol em pacientes com periodontite crónica - Estimativa da relação entre o stress psicológico e o estado periodontal. *Jornal da Sociedade Indiana de Periodontologia, 20*(4), 381.

Janket, S.-J., Wightman, A., Baird, A., Van Dyke, T., & Jones, J. (2005). Será que o tratamento periodontal melhora o controlo glicémico em pacientes diabéticos? A metaanalysis of intervention studies. *Journal of dental research, 84*(12), 1154-1159.

Javed, F., Al-Kheraif, A. A., Salazar-Lazo, K., Yanez-Fontenla, V., Aldosary, K. M., Alshehri, M., . . . Romanos, G. E. (2015). Condições inflamatórias periodontais entre fumadores e nunca fumadores com e sem diabetes mellitus tipo 2. *Journal of periodontology, 86*(7), 839-846.

Javed, F., Nasstrom, K., Benchimol, D., Altamash, M., Klinge, B., & Engstrom, P.-E. (2007). Comparação do estatuto periodontal e socioeconómico entre indivíduos com diabetes mellitus tipo 2 e controlos não diabéticos. *Journal of periodontology, 78*(11), 2112-2119.

Jimenez, M., Hu, F. B., Marino, M., Li, Y., & Joshipura, K. J. (2012). Diabetes mellitus tipo 2 e incidência de 20 anos de periodontite e perda de dentes. *Investigação e prática clínica da diabetes, 98*(3), 494-500.

Jindal, A., Parihar, A. S., Sood, M., Singh, P., & Singh, N. (2015). Relação entre a gravidade da doença periodontal e o controlo da diabetes (hemoglobina glicada) em pacientes com diabetes mellitus tipo 1. *Jornal de saúde oral internacional: JIOH, 7*(Suppl 2), 17.

Kapur, A. (2016). Diabetes e Infecções Crónicas. *Jornal do Colégio de Médicos do Ceilão, 46*(1-2).

Katagiri, S., Nitta, H., Nagasawa, T., Izumi, Y., Kanazawa, M., Matsuo, A., . . . Oseko, F. (2013). Efeito do controlo glicémico na periodontite em pacientes diabéticos tipo 2 com doença periodontal. *Journal of diabetes investigation, 4*(3), 320-325.

Khader, Y. S., Dauod, A. S., El-Qaderi, S. S., Alkafajei, A., & Batayha, W. Q. (2006). Estado periodontal dos diabéticos em comparação com os não-diabéticos: uma meta-análise. *Journal of diabetes and its complications, 20*(1), 59-68.

Kim, E.-K., Lee, S. G., Choi, Y.-H., Won, K.-C., Moon, J. S., Merchant, A. T., & Lee, H.-K. (2013). Associação entre factores relacionados com a diabetes e parâmetros clínicos periodontais na diabetes mellitus tipo 2. *BMC Oral Health, 13*(1), 1.

Lalla, E., Lamster, I. B., Drury, S., Fu, C., & SCHMIDT, A. (2000). Hyperglycemia, glycoxidation and recetor for advanced glycation endproducts: potential mechanisms underlying diabetic complications, including diabetes-associated periodontitis. *Periodontologia 2000, 23*(1), 50-62.

Lang, N. P., & Lindhe, J. (2015). *Periodontologia Clínica e Dentisteria de Implantes, Conjunto de 2 volumes*: John Wiley & Sons.

Loe, H. (1967). O índice gengival, o índice de placa e os sistemas de índice de retenção. *Journal of periodontology, 38*(6), 610-616.

Loe, H. (1993). Doença periodontal: a sexta complicação da diabetes mellitus. *Diabetes care, 16*(1), 329-334.

Mannem, S., & Chava, V. K. (2012). O efeito do stress na periodontite: A clinicobiochemical study. *Jornal da Sociedade Indiana de Periodontologia, 16*(3), 365.

Mayard-Pons, M., Rilliard, F., Libersa, J., Musset, A., & Farge, P. (2015). A análise de banco de dados de uma população diabética francesa tipo 2 mostra um padrão de idade específico de extrações dentárias e correlaciona a utilização de cuidados de saúde. *Jornal de diabetes e suas complicações, 29*(8), 993-997.

Mealey, B. L., & Rose, L. F. (2008). Diabetes mellitus e doenças periodontais inflamatórias. *Opinião Atual em Endocrinologia, Diabetes e Obesidade, 15*(2), 135141.

Mohamed, H. G., Idris, S. B., Ahmed, M. F., B⅛ⱼ e, O. E., Mustafa, K., Ibrahim, S. O., & '... .str',m, A. N. (2013). Associação entre o estado de saúde bucal e o diabetes mellitus tipo 2 entre adultos sudaneses: um estudo de caso-controle combinado. *PloS one, 8*(12), e82158.

Movva, L. R., Ho, D. K., Corbet, E. F., & Leung, W. K. (2014). Diabetes mellitus tipo 2, controlo metabólico, factores inflamatórios séricos, estilo de vida e estado periodontal. *Journal of Dental Sciences, 9*(1), 1-9.

Nelson, R. G., Shlossman, M., Budding, L. M., Pettitt, D. J., Saad, M. F., Genco, R. J., & Knowler, W. C. (1990). Periodontal disease and NIDDM in Pima Indians. *Diabetes care, 13*(8), 836-840.

Newman, M. G., Takei, H., Klokkevold, P. R., & Carranza, F. A. (2011). *Periodontologia clínica de Carranza*: Elsevier health sciences.

Newman, M. G., Takei, H. H., Klokkevold, P. R., & Carranza, F. A. (2015). Periodontologia clínica de Carranza: Saunders Elsevier.

Nibali, L., Krajewski, A., Donos, N., Volzke, H., Pink, C., Kocher, T., & Holtfreter, B. (2017). O efeito do envolvimento da furca na perda dentária numa população sem terapia periodontal regular. *J Clin Periodontol.*

Nibali, L., Zavattini, A., Nagata, K., Di Iorio, A., Lin, G. H., Needleman, I., & Donos, N. (2016). Perda dentária em molares com e sem envolvimento de furca - uma revisão sistemática e meta-análise. *J Clin Periodontol, 43*(2), 156-166.

Nishimura, F., Takahashi, K., Kurihara, M., Takashiba, S., & Murayama, Y. (1998). A Doença Periodontal como Complicação da Diabetes Mellitus*. *Anais de periodontologia, 3*(1), 20-29.

Nociti, F. H., Casati, M. Z., & Duarte, P. M. (2015). Perspetiva atual do impacto do tabagismo na progressão e tratamento da periodontite. *Periodontologia 2000, 67*(1), 187-210.

Orbak, R., Tezel, A., Canakci, V., & Demir, T. (2002). A influência do tabagismo e da diabetes mellitus não insulino-dependente na doença periodontal. *Jornal de investigação médica internacional, 30*(2), 116-125.

Organização, W. H. (2016). *Relatório global sobre diabetes*: Organização Mundial da Saúde.

Page, R. C., & Eke, P. I. (2007). Definições de casos para utilização na vigilância de base populacional da periodontite. *Journal of periodontology, 78*(7S), 1387-1399.

Papapanou, P. N. (1996). Doenças periodontais: epidemiologia. *Anais de periodontologia, 1*(1), 1-36.

Paraschiv, C., Covalea, C., Miron, E., Ghiuru, R., Esanu, I., Manea, P., & Gavrilescu, C. M. (2014). FORMAS CLÍNICAS DE DOENÇA PERIODONTAL EM PACIENTES COM DIABETES MELLITUS TIPO 2. *Jornal Romeno de Reabilitação Oral, 6*(1).

Petersen, P. E., & Ogawa, H. (2012). O peso global da doença periodontal: rumo à integração com a prevenção e o controlo de doenças crónicas. *Periodontologia 2000, 60*(1), 15-39.

Pranckeviciene, A., Siudikiene, J., Ostrauskas, R., & Machiulskiene, V. (2014). Gravidade da doença periodontal em pacientes adultos com diabetes mellitus em relação ao tipo de diabetes. *Biomedical Papers, 158*(1), 117-123.

Preshaw, P., Alba, A., Herrera, D., Jepsen, S., Konstantinidis, A., Makrilakis, K., & Taylor, R. (2012). Periodontite e diabetes: uma relação bidirecional. *Diabetologia, 55*(1), 21-31.

Purkait, S., Bandyopadhyay, P., & Mallick, B. (2016). CLASSIFICAÇÃO DA MOBILIDADE DENTÁRIA: CONCEITO REVISITADO.

Reddy, S. (2008). *Essentials of clinical periodontology and periodontics (Fundamentos de periodontologia clínica e periodontia)*: Jaypee Brothers Publishers.

Ryan, M. E., Raja, V. S., & Sussman, S. K. (2016). Periodontite e Diabetes Mellitus: A Complex Relationship *A Clinician's Guide to Systemic Effects of Periodontal Diseases* (pp. 19-37): Springer.

Sadeq-Ali, A.-M., & AlAkhali, M. (2017). Higiene oral e estado de saúde periodontal entre os mastigadores de khat. Um estudo de caso-controlo. *Journal of Clinical and Experimental Dentistry, 9*(5), e629.

Sakalauskiene, J., Kubilius, R., Gleiznys, A., Vitkauskiene, A., Ivanauskiene, E., & I aferis, V. (2014). Relação de variáveis clínicas e microbiológicas em pacientes com diabetes mellitus tipo 1 e periodontite. *Medical science monitor: revista médica internacional de investigação experimental e clínica, 20*, 1871.

Salvi, G. E., Beck, J. D., & Offenbacher, S. (1998). Respostas de PGE2, IL-1 β e TNF-α em diabéticos como modificadores da expressão da doença periodontal. *Anais de periodontologia, 3*(1), 40-50.

Sánchez-Domínguez, B., López-López, J., Jané-Salas, E., Castellanos-Cosano, L., Velasco-Ortega, E., & Segura-Egea, J. J. (2015). Níveis de hemoglobina glicada e prevalência de periodontite apical em pacientes diabéticos tipo 2. *Jornal de endodontia, 41*(5), 601-606.

Savage, A., Eaton, K. A., Moles, D. R., & Needleman, I. (2009). Uma revisão sistemática das definições de periodontite e dos métodos que têm sido utilizados para identificar esta doença. *J Clin Periodontol, 36*(6), 458-467.

Sayinalp, S., Gedik, O., & Koray, Z. (1995). Aumento da osteocalcina sérica após controlo glicémico em homens diabéticos. *Calcified tissue international, 57*(6), 422-425.

Selvin, E., Marinopoulos, S., Berkenblit, G., Rami, T., Brancati, F. L., Powe, N. R., & Golden, S. H. (2004). Meta-analysis: glycosylated hemoglobin and cardiovascular disease in diabetes mellitus. *Annals of internal medicine, 141*(6), 421-431.

Shetty, N., Thomas, B., & Ramesh, A. (2008). Comparação das funções dos neutrófilos em indivíduos diabéticos e saudáveis com periodontite crónica generalizada. *Jornal da Sociedade Indiana de*

Periodontologia, 12(2), 41.

Shyng, Y., Devlin, H., & Sloan, P. (2001). O efeito da diabetes mellitus experimental induzida por estreptozotocina na cicatrização de defeitos calvários e na renovação óssea no rato. *Revista internacional de cirurgia oral e maxilofacial, 30*(1), 70-74.

Slade, G. D., Akinkugbe, A., & Sanders, A. E. (2014). Projecções da prevalência do edentulismo nos EUA após 5 décadas de declínio. *Journal of dental research*, 0022034514546165.

Soskolne, W. A. (1998). Aspectos epidemiológicos e clínicos das doenças periodontais em diabéticos. *Anais de periodontologia, 3*(1), 3-12.

Soskolne, W. A., & Klinger, A. (2001). A relação entre doenças periodontais e diabetes: uma visão geral. *Anais de periodontologia, 6*(1), 91-98.

Stanko, P., & Izakovicova Holla, L. (2014). Associação bidirecional entre diabetes mellitus e doença periodontal inflamatória. Uma revisão. *Biomed Pap Med Fac Univ Palacky Olomouc Czech Repub, 158*(1), 35-38.

Susanto, H., Nesse, W., Dijkstra, P. U., Agustina, D., Vissink, A., & Abbas, F. (2011). Prevalência e gravidade da periodontite em indonésios com diabetes tipo 2. *Journal of periodontology, 82*(4), 550-557.

Taylor, G. W., Burt, B. A., Becker, M. P., Genco, R. J., Shlossman, M., Knowler, W. C., & Pettitt, D. J. (1996). Severe periodontitis and risk for poor glycemic control in patients with non-insulin-dependent diabetes mellitus. *Journal of periodontology, 67*(10s), 1085-1093.

Taylor, G. W., Burt, B. A., Becker, M. P., Genco, R. J., Shlossman, M., Knowler, W. C., & Pettitt, D. J. (1998). Non-insulin dependent diabetes mellitus and alveolar bone loss progression over 2 years. *Journal of periodontology, 69*(1), 76-83.

Trivedi, S., Lal, N., Mahdi, A. A., Mittal, M., Singh, B., & Pandey, S. (2014). Avaliação da atividade das enzimas antioxidantes e dos níveis de malondialdeído em pacientes com periodontite crónica e diabetes mellitus. *Journal of periodontology, 85*(5), 713720.

Vieira Ribeiro, F., de Mendonça, A. C., Santos, V. R., Bastos, M. F., Figueiredo, L. C., & Duarte, P. M. (2011). Citocinas e factores relacionados com o osso em pacientes sistemicamente saudáveis com periodontite crónica e pacientes com diabetes tipo 2 e periodontite crónica. *Journal of periodontology, 82*(8), 1187-1196.

Xiong, X., Elkind-Hirsch, K. E., Xie, Y., Delarosa, R., Maney, P., Pridjian, G., & Buekens, P. (2013). A doença periodontal como um potencial fator de risco para o desenvolvimento de diabetes em mulheres com uma história prévia de diabetes mellitus gestacional. *Journal of public health dentistry, 73*(1), 41-49.

Yarom, N., Epstein, J., Levi, H., Porat, D., Kaufman, E., & Gorsky, M. Oral manifestations of habitual khat chewing: a case-control study. *Oral Surgery, Oral*

Medicine, Oral Pathology, Oral Radiology, and Endodontology, 109(6), e60-e66.

Zhou, X., Zhang, W., Liu, X., Zhang, W., & Li, Y. (2015). Inter-relação entre diabetes e periodontite: O papel da hiperlipidemia. *Arquivos de biologia oral, 60*(4), 667-674.

Anexos

Anexo 1

Apenas para uso do Comité
MECANO: (2017/05)

MÉDICA
ética   da

APROVAÇÃO DO COMITÉ DE ÉTICA

Esta declaração destina-se a declarar que o comité de investigação médica
analisou a proposta intitulada:

Doenças Periodontais em Doentes Diabéticos Tipo II do Iémen: Um Estudo de Caso-Controlo

Apresentado por: **Anas Ahmcd Ahmed Shamaia**
Faculdade: **Odontologia. UST**

E considerou que cumpriu as garantias e salvaguardas da ética da investigação médica e que a proposta está em conformidade com a política do

comissão.

Presidente do Comité de Ética
Prof. Husni A. AL-Goshae //

FICHA DE EXAME

No.°...

Periodontal Diseases among Yemeni Type II Diabetic Population:

- **Age:** □30-35 □36-40 □41-45 □46-50 □≥51
- **Gender:** □Male □Female
- **Education level:** □Illustrate □High school □University
- **Smoking:** □Yes □No ○**Freq.**...... Cigarettes ○**Duration:**..........years
- **Khat chewing:** □Yes □No ○**Freq**... Hours
  Duration:...years ○**Side:**□right □left □both
- **Shamah using:** □Yes □No ○**Frequency**......Hours ○**Duration:**..........years
- **Duration of diabetes mellitus:** □≤5 □6-9 □≥ 10 years **Blood Glucose:**.......mg/dl
- **Treatment of DM:** □Oral agents □Insulin □ Insulin + Oral agents □None
- **HbA1c Level:** □<6.4% □≥6.5 □≥8% ....
- **Frequency of tooth brushing:** □1 time □2 times □3 times
- **Interdental aids:** □Dental floss □Interdental brush □ Mouthwash
- **Gum bleeding when brushing:** □Yes □No

➤ Previous periodontal treatment: □ No □ Yes

| □ Bruxism | □ Clenching | □ Attrition | □ Abrasion |

Medical history:

□ Acquired &/or congenital heart disease		□ Hypotension
□ Hypertension	□ Infectious disease	□ Epilepsy
□ Renal failure, dialysis & transplantation		
□ Intake of medications □ No □ Yes, *names of drugs:*		□ Others:
○+ **Female only:** □ Pregnancy □ Breast feeding □ Menopause □ Others:		

Clinical examination:

| □ Ulceration: | Fixed prosthesis: |
| Missing tooth: | ➤ Others: |

Plaque index:
Gingival index:
Gingival recession:
Pocket depth:
Furcation involvement:
Tooth mobility
Clinical Attachment loss:
Diagnosis:

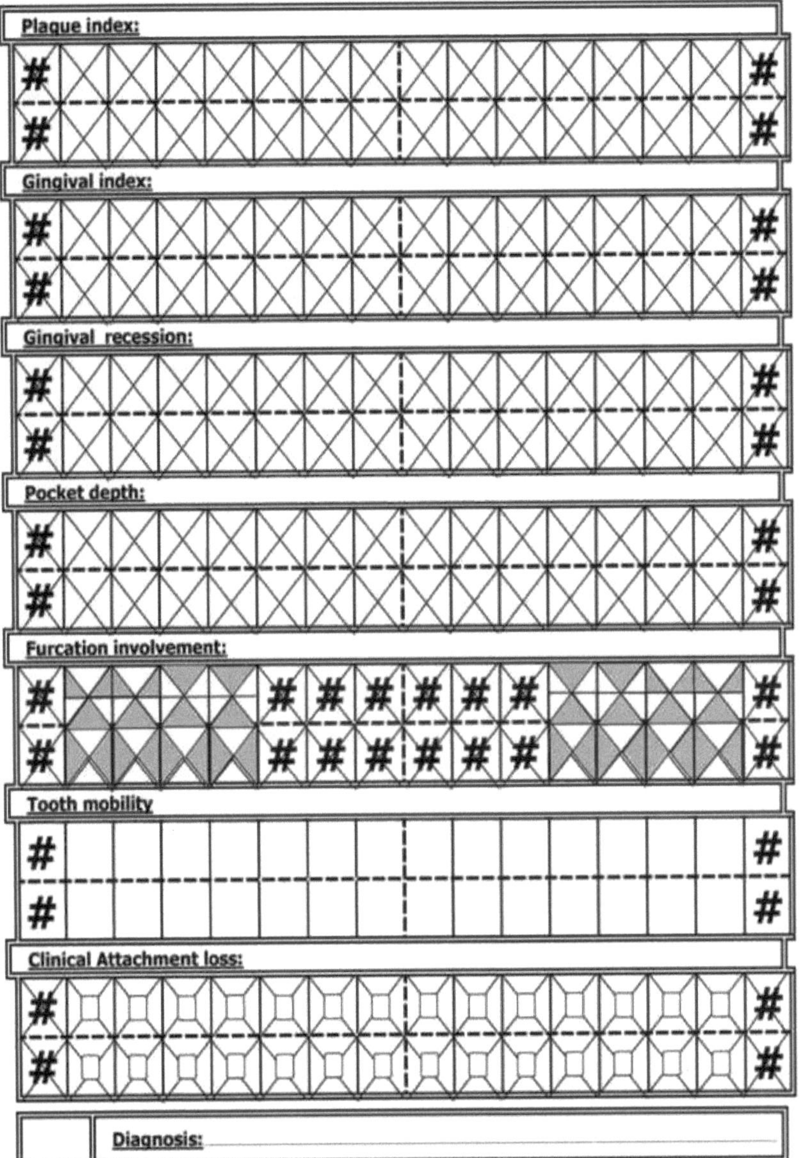

2

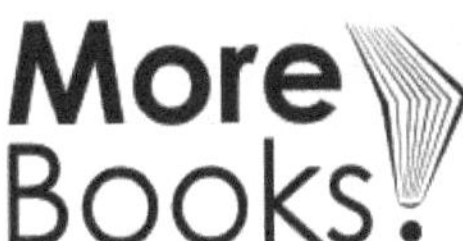

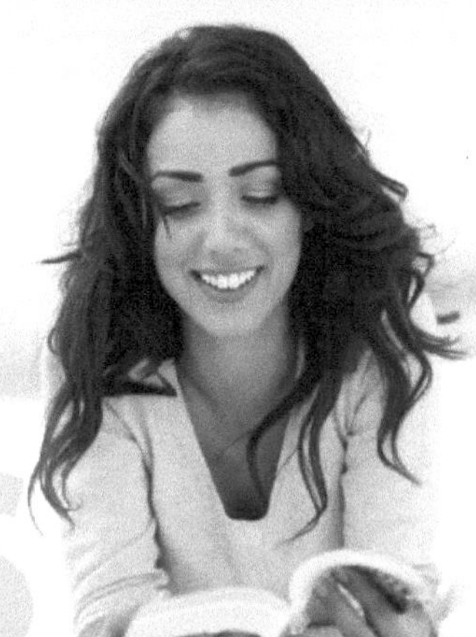

yes
I want morebooks!

Buy your books fast and straightforward online - at one of world's fastest growing online book stores! Environmentally sound due to Print-on-Demand technologies.

Buy your books online at
www.morebooks.shop

Compre os seus livros mais rápido e diretamente na internet, em uma das livrarias on-line com o maior crescimento no mundo! Produção que protege o meio ambiente através das tecnologias de impressão sob demanda.

Compre os seus livros on-line em
www.morebooks.shop

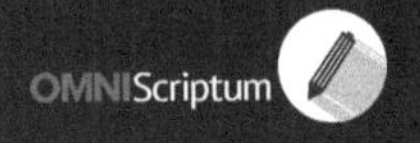

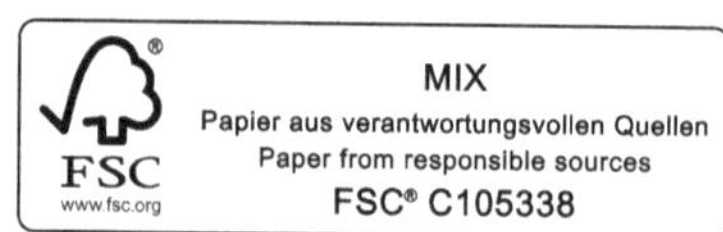

Printed by Books on Demand GmbH, Norderstedt / Germany